BEI GRIN MACHT SICH IHR WISSEN BEZAHLT

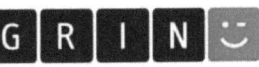

Aktuelle Forschungsliteratur im Handlungsfeld Stressmanagement

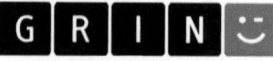

Bibliografische Information der Deutschen Nationalbibliothek:

Die Deutsche Nationalbibliothek verzeichnet diese Publikation in der Deutschen Nationalbibliografie; detaillierte bibliografische Daten sind im Internet über http://dnb.d-nb.de abrufbar.

ISBN: 9783389060681
Dieses Buch ist auch als E-Book erhältlich.

Druck und Bindung: Books on Demand GmbH, Norderstedt Germany
Gedruckt auf säurefreiem Papier aus verantwortungsvollen Quellen

Das vorliegende Werk wurde sorgfältig erarbeitet. Dennoch übernehmen Autoren und Verlag für die Richtigkeit von Angaben, Hinweisen, Links und Ratschlägen sowie eventuelle Druckfehler keine Haftung.

Das Buch bei GRIN: https://www.grin.com/document/1498025

Studiengang	Master of Arts Prävention und Gesundheitsmanagement
Studienmodul	Stressmanagement III
Termin Lehrveranstaltung (siehe Ergebnisdokumentation)	20.03.2024 – 22.03.2024
Aufgabe	Mini-Review zur aktuellen Forschungsliteratur im Handlungsfeld Stressmanagement

Inhaltsverzeichnis

1 Stressmanagement am Arbeitsplatz

Nachfolgend wird ein Mini-Review zur aktuellen Forschungsliteratur im Handlungsfeld Stressmanagement durchgeführt. Schwerpunkt bildet dabei der Teilbereich Stressmanagement am Arbeitsplatz. Hinführend wird diesbezüglich zunächst ein Überblick zu relevanten Aspekten dargelegt, um insbesondere die Relevanz des gewählten Teilbereiches zu verdeutlichen.

Hierzu sind insbesondere **epidemiologische Daten zur Prävalenz und Inzidenz** von Bedeutung. In den vergangenen Jahren hat sich ein immenser Wandel in der Arbeitswelt vollzogen. Von der Industrie- zur Dienstleistungsgesellschaft bedeutet dies für alle Arbeitnehmenden Arbeitsverdichtung, steigender Leistungs- und Zeitdruck, sowie ständige Erreichbarkeit (Kaluza, 2014, S.52). Dabei nimmt die Arbeit eine zentrale Position ein, wenn es um die Bewertung der Stressbelastung in Deutschland geht. Knapp die Hälfte der Befragten gibt die berufliche Tätigkeit im Rahmen einer Studie der TK im Jahr 2021 als Hauptstressfaktor an (TK, 2021a). Dabei wird die Korrelation zwischen Gesundheit und Stressbelastung mehr als deutlich: Rund 60 Prozent der Menschen, die selten gestresst sind, würden ihren Gesundheitszustand als gut oder sehr gut bezeichnen. Im Vergleich hierzu würden lediglich 38 Prozent der häufig gestressten Menschen dies bestätigen (TK, 2021a). Grundsätzlich kann Stress in den unterschiedlichsten Lebenslagen und Situationen entstehen. Dabei kann der Grund dafür in der Gestaltung der eigenen Freizeit bestehen (z.B. zu dicht getaktetes Wochenende, ständiges Unterwegssein), Haushalt führen, Kindererziehung und nicht zuletzt, sondern an erster Stelle: durch die Arbeit. Dies belegt erneut eine Studie der TK, wonach die Arbeit als häufigster Stressfaktor genannt wurde (TK, 2021b S. 15). Bereits im Jahr 2016 war die Arbeit der Faktor, welcher an erster Stelle benannt wurde. **Mögliche Ursachen und Risikofaktoren von Stress am Arbeitsplatz** sind dabei breit gefächert. Die Ursachen für die höchsten Belastungen im Job stehen jedoch alle in einem Zusammenhang mit der Arbeitsgestaltung und Arbeitsorganisation; relevant sind dabei insbesondere die Arbeitsmenge, Termindruck, Störungen, Informationsüberflutung, schlechte Arbeitsbedingungen, ungenaue Anweisungen, schlechte Ergonomie oder zu wenig Handlungsspielraum (TK, 2021b, S. 23).

Die **Auswirkungen von Stress** sind unterschiedlich. Gesundheit und Wohlbefinden können durch Stress sowohl positiv, als auch negativ beeinflusst werden. Mögliche **individuelle Gesundheits- und Erkrankungsrisiken** sind dabei insbesondere die Gefährdung der psychischen und körperlichen Gesundheit. So hat sich der Anteil an Arbeitsunfähigkeitszeiten aufgrund psychisch bedingter Erkrankungen in den Jahren 2000 bis 2012 fast verdoppelt (Reif, Spieß & Stadler, 2017, S. 4). Stress am Arbeitsplatz ist demnach mit einem erhöhten Risiko für Depressionen, Angstzuständen und Burnout verbunden. Psychische Erkrankungen haben dabei keinesfalls ihre alleinige Ursache in psychischen Fehlbelastungen bei der Arbeit. Dennoch gilt es als wissenschaftlich erwiesen, „dass defizitäre Arbeitsinhalte und unzulängliche Arbeitsbedingungen zur Ausbildung oder Aufrechterhaltung einer psychischen Störung beitragen können" (Reif, Spieß & Stadler, 2017, S. 4). So konnte im Rahmen einer Untersuchung arbeitsbedingter Ursachen für das Auftreten von depressiven Störungen belegt werden, dass sich mit steigender Arbeitsintensität das Risiko für Depressionen und allgemeiner Depressivität erhöht (Rau, Gebele, Morling & Rösler, 2010). Weiterhin wird der Zusammenhang mit Betrachtung der Definition des Burnout-Syndroms deutlich, denn darunter „wird ein Zustand emotionaler Erschöpfung, Depersonalisation und reduzierter Leistungsfähigkeit bezeichnet, der aufgrund beruflich stressbedingter Überlastung entstanden ist" (Hapke, Maske, Scheidt-Nave, Bode, Schlack & Busch, 2013, S. 753). Schließlich konnte weiterhin eine Korrelation von arbeitsbezogenem Stress mit physiologischen und immunologischen Prozessen aufgezeigt werden, indem nachweislich Stress die Immunabwehr schwächt und somit das Risiko für Infektionskrankheiten erhöht (Bamberg et al., 2011, S. 65). Letztlich können somit stark belastende Arbeitssituationen zu Arbeitsunfähigkeit führen, sowohl kurz- als auch langfristig.

Ebenso hat ein erhöhtes Stresserleben am Arbeitsplatz nicht unerhebliche **Einflüsse auf das Gesundheitssystem**, denn die Behandlung von stressbedingten Gesundheitsproblemen verursacht erhebliche Kosten. Nach aktuellen Angaben der Gesundheitsberichterstattung des Bundes verursachen psychische Erkrankungen in Deutschland jährlich 44,4 Milliarden Euro Kosten (13,1 % aller direkten Krankheitskosten) (Bombana, Heinzel-Gutenbrunner & Müller, 2022, S. 913). Berücksichtigt man hierbei, dass arbeitsplatzbedingter Stress wie bereits dargelegt ebenso körperliche Gesundheitsrisiken mitbedingt, liegen die Kosten weitaus höher. Allerdings sei an dieser Stelle kritisch angemerkt, dass eine genaue Darlegung der tatsächlich und ausschließlich durch arbeitsinduzierten Stress alleinig verursachten Krankheitskosten durch die dargestellten Zahlen nicht repräsentiert wird, sondern ebenso andere Faktoren hierfür ursächlich sind.

Darüber hinaus hat die hohe Anzahl an stressbedingten Arbeitsausfällen auch **wirtschaftliche Auswirkungen** zur Folge, denn diese verursachen jährlich volkswirtschaftliche Schäden in Milliardenhöhe (TK, 2021b, S. 44 und Bundesanstalt für Arbeitsschutz und Arbeitsmedizin [BAuA], 2020, S: 12). So beliefen sich im Jahr 2022 die volkswirtschaftlichen Produktionsausfallkosten bedingt durch psychische Erkrankungen und

Verhaltensstörungen verursachte Arbeitsunfähigkeitstage auf rund 17,2 Milliarden Euro (BAuA, 2024). Insgesamt wird dadurch die Effizienz und Wettbewerbsfähigkeit der Unternehmen beeinflusst. Eine exakte Abgrenzung ist ebenso wie bei den Kosten für das Gesundheitssystem bei den benannten Zahlen nicht möglich, da auch hier viele andere Faktoren mitursächlich sein können, als lediglich der arbeitsbedingte Stress. Dennoch wird durch die insgesamt dargelegte hohe Anzahl an gestressten Arbeitnehmern und Stressursachen deutlich, dass in diesem Bereich das Stresserleben am Arbeitsplatz einen erheblichen Anteil der Kosten verursacht. Ebenso sinkt die Produktivität und Leistungsfähigkeit der Arbeitnehmer durch erhöhtes Stresserleben am Arbeitsplatz, unter anderem infolge von verminderter Motivation, wodurch sich die indirekten Kosten zusätzlich erhöhen (Bundesministerium für Arbeit und Soziales [BMAS] & BAuA, 2016).

2 Literaturrecherche

Nachfolgend wird auf Basis aktuell wissenschaftlicher Literatur ein Mini-Review im Handlungsfeld Stressmanagement am Arbeitsplatz erfolgen. Ziel ist es dabei aufzuzeigen, inwieweit die Teilnahme an einem Stressmanagementprogramm das Stressempfinden am Arbeitsplatz, sowie die Gesundheit beeinflusst, denn eine bedeutende Komponente des Stressmanagements besteht darin, die Auswirkungen von Stress auf die Gesundheit zu verstehen, um entsprechende Maßnahmen zur Reduktion von Stressbelastungen zu entwickeln. Damit eine zielgerichtete Literaturrecherche hierzu erfolgen kann, wird zunächst im Vorfeld eine konkrete Forschungsfrage definiert.

2.1 Forschungsfrage

Entsprechend der oben benannten Zielsetzung wird folgende Forschungsfrage abgeleitet:

Inwiefern beeinflusst die Teilnahme an einem Stressmanagementprogramm das Stressempfinden am Arbeitsplatz, sowie die körperliche und psychische Gesundheit von Arbeitnehmern?

2.2 Recherchestrategie

Gegenstand der Literaturrecherche bildet die Klärung der Forschungsfrage, inwieweit die Teilnahme an einem Stressmanagement Programm das Stressempfinden am Arbeitsplatz und die körperliche sowie psychische Gesundheit beeinflusst. Dazu wird in der Datenbank des National Center for Biotechnology Information (PubMed) eine Recherche durchgeführt. Hier wird hauptsächlich mit den Schlagwörtern „stress management", „work" und „stress" gearbeitet. Insgesamt wird die Literaturrecherche als „AND" – Abfrage durchgeführt. Hierdurch wird sichergestellt, dass alle verwendeten Suchbegriffe in den Ergebnissen enthalten sind. In einem weiteren Schritt werden die Filter „Clinical Trial", „Comparative Study" und „Randomized Controlled Trial" gesetzt. So wird gewährleistet, dass ausschließlich Primärstudien im Ergebnis angezeigt werden. Zur Analyse der Studien ist es weiterhin von enormer Bedeutung, dass der Zugriff auf den Volltext gewährleistet ist. Dies wird durch Anwendung des Filters „Free full text" möglich. Um aktuelle Untersuchungen bezüglich der entsprechenden Thematik zu erhalten, wird im letzten Schritt der Filter „10 years" gesetzt. Um das Suchergebnis weiter zu präzisieren, wird bei dem Hauptschlagwort „stress management" der Operator [tiab] genutzt. So begrenzt sich die Ergebnissuche ausschließlich auf Studien, welche dieses Schlagwort entweder direkt im Titel oder im Abstract enthalten. Tabelle 1 und 2 beschreiben nochmals die Vorgehensweise, Tabelle 3 gibt einen ersten groben Überblick über die Ergebnisse der letztlich ausgewählten Studien.

Tab. 1: Darstellung der Auswahl von Filteroptionen bei der Literrraturrechere

Einstellungsoption	Gewählte Einstellung	Treffer	Bedeutung/Übersetzung
Article Types	Keine	26.438	Art der Artikel
	Clinical Trial +	957	Klinische Studie
	Comparative Study +	1978	Vergleichende Studie
	Randomized Controlled Trial	1978	Randomisierte, kontrollierte Studie
Text availability	Free full text available	715	Verfügbarkeit der Texte: freie volle Verfügbarkeit
Species	Humans	695	Untersuchte Spezies: Menschen
Languages	English, German	675	Sprachen: Englisch, Deutsch
Publication dates	10 years	467	Veröffentlichungszeitraum: letzten 10 Jahre

Tab. 2: Darstellung der für die Literaturrechere relevanten und angewandten Parameter

Datenbank	Schlagwort	Filter	Treffer	Recherchedatum
Pudmed	Stress management AND stress AND work	Keine	26.438	30.03.2024
		Clinical Trial +	957	
		Comparative Study +	1978	
		Randomized Controlled Trial	1978	
		Free full text available	715	
		Humans	695	
		English, German	675	
		10 years	467	
	Stress management [tiab] AND stress AND work		79	30.03.2024

Tab. 3: Übersicht der ausgewählten Primärstudien

Autoren, Jahr	Fragestellung	Versuchs-personen	Versuchsaufbau	Datenerhebung	Hauptergebnis der KG (im Vergleich zur IG)
Herr, Barrech, Riedel, Gündel, Angerer & Li, 2018	Hat die Teilnahme an einer Stressbewältigungsmaßnahme/Stressintervention auch langfristige Wirksamkeit auf die Stressreaktivität?	n = 101, alle männlich Ø-Alter: 41,6	**Dauer und Studiendesign:** Vorangegangene randomisiert kontrollierte Längsschnittstudie mit einem Wartekontrollgruppendesign, Follow-up nach sieben Jahren nachdem beide Gruppen die **Intervention** erhalten hatten: Zweitägiges Basisseminar mit acht Unterrichtseinheiten und zwei halbtägigen Auffrischungssitzungen innerhalb der folgenden drei bis sechs Monate	29-teiligeStressreaktivitätsskala (SRS) Diagnostic and Statistical Manual of Mental Disorders (DSM-IV)	Gesamtwert = 0,07; p = 0,017; R^2 = 17 Soziale Konflikte= 0,41; p = 0,048; R^2 = 19% Langandauernde Reaktionsfähigkeit= 0.80; p = 0,003; R^2 = 24%; Arbeisstress = 0,23; p = 0,059; R^2 = 19%
Ornek & Esin, 2020	Kann die Teilnahme an einem 12-wöchigen Stressmanagementprogramm den Arbeitsstress, die Arbeitsleistung und weitere physiolofische Parameter reduzieren?	n = 70 (35 KG, 35 IG), alle weiblich	**Dauer:** 12 Wochen **Studiendesign:**Kontrollgruppenstudie nach dem Pre-Test Post-Test nicht-äquivalente Kontrollgruppen-Design **Intervention:** Einmalige Teilnahme an einer 45 minütigen Schulungsstunde zu dem 12-wöchig durchzuführenden Programm GET.On Stress. Empfohlene Teilnahme: Zwei mal pro Woche	Brief Job Stress Questionnaire Brief Coping Profile Scale WHO Health and work performance questionnaire	signifikanter Rückgang des Arbeitsstresses/Stressempfindens: p ≤ 0,001, der körperlichen und psychischen Reaktionswerte: p ≤ 0,001 und der Fehlzeiten: p<0,05 Anstieg der Arbeitsleistung p < 0,05 → Statistisch signifikante Senkung der Speichelcortisol- und IgA-Werte p < 0,05
Heber, Lehr, Ebert, Berking & Riper, 2016	Wirksamkeit eines angeleiteten web- und mobilgestützten Stressmanagementtrainings für Arbeitnehmer zu untersuchen	n = 264 (132 IG 132 KG) Ø-Alter: 43,3 73,1 % weiblich und 26,9 % männlich	**Dauer:** sieben Wochen (zusätzlich Follow-up nach sechs bzw. zwölf Monaten) **Studiendesign:** Randomisiert kontrollierte Studie **Intervention:**1x pro Woche für sieben Wochen an einer Sitzung (Dauer 45 – 60 Minuten) der webbasierten GET.ON-Stressintervention	Ten-Item-Perceived Stress Scale (PSS-10) deutsche Version des Maslach Burnout Inventory (MBI-GS-D) deutscher Fragebogen zur Emotionsregulation (ERSQ-27 und ERSQ-ES) Utrecht Work Engagement Scale (UWES) Insomnia Severity Index (ISI) Kurzform SF-12	Ergebnis nach sieben Wochen bzgl. des Stressempfindens: $F_{1,261}$ = 58,08, P<0,001; Cohen's d = 0,83 Nach 6 Monaten: $F_{1,261}$ = 80,17, P<.001; Cohen's d = 1.02 Effektstärken innerhalb der Gruppe t_1: d = 1,54 (95% CI 1,22-1,86) t_2: d = 1,92 (95% CI 1,55-2,29 t_3: d = 1,83 (95% CI 1,45-2,21) → signifikante Reduktion

Zu einer besseren Übersichtlichkeit und mehr Transparenz werden in Tabelle 4 die Ergebnisse zu den oben aufgeführten Studien nochmals detailliert aufgeführt.

Tab. 4.: Detaillierte Übersicht der Ergebnisse aus den benannten Primärstudien

Autoren	Ergebnisse der IG	Ergebnisse der KG
Herr, Barrech, Riedel, Gündel, Angerer & Li, 2018	Keine Kontrollgruppe, da nach sieben Jahren beide Gruppen (IG + KG) bereits die Intervention erhalten hatten und es hierbei um die Langzeiteffekte geht: Auswirkungen der Veränderungen der Stressreaktivität auf die psychische Gesundheit Gesamtwert = 0.07; p = 0.017; R^2 = 17 Soziale Konflikte= 0.41; p = 0.048; R^2 = 19% Langandauernde Stressreaktivität = 0.80; p = 0.003; R^2 = 24%; Arbeitsüberlastung = 0.23; p = 0.059; R^2 = 19% Auswirkungen der Veränderungen der Stressreaktivität auf Schlafprobleme Gesamtwert = 0.07; p = 0.017; R^2 = 17% Soziale Konflikte = 0.29; p = 0.005; R 2 = 18% Langandauernde Stressreaktivität = 0.35; p = 0.010; R 2 = 17% Arbeitsüberlastung = 0.23; p = 0.059; R 2 = 19%; Table	
Ornek & Esin, 2020	Arbeitsstress F = 113,99 df = 2 p = 0,000 Mentale Reaktionen F = 7,947 df = 2 p = 0,001 Körperliche Reaktionen F = 33,444 df = 2 p = 0,000 Fehlzeiten F = 3,735 df = 2 p = 0,029 Anstieg Arbeitsleistung F = 4,701 df = 2 p = 0,021	Arbeitsstress F = 0,523 df = 2 p = 0,595 Mentale Reaktionen F = 0,202 df = 2 p = 0,818 Körperliche Reaktionen F = 0,570 df = 2 p = 0,568 Fehlzeiten F = 2,986 df = 2 p = 0,057 Anstieg Arbeitsleistung F = 0,944 df = 2 p = 0,394
Heber, Lehr, Ebert, Berking & Riper, 2016	Stressempfinden $F_{1,261}$ = 58,08, P<.001; Cohen's d = 0,83 Nach 6 Monaten: $F_{1,261}$ = 80,17, P<0,001; Cohen's d = 1,02 Effektstärken innerhalb der Gruppe t_1: d = 1,54 (95% CI 1,22-1,86) t_2: d = 1,92 (95% CI 1,55-2,29) t_3: d = 1,83 (95% CI 1,45-2,21)	Effektstärken innerhalb der Gruppe t_1: d = 0,41 (95% CI 0,23-0,60) t_2: d = 0,60 (95% CI 0,39-0,81)

Zu einer abschließenden Übersicht zur Vorgehensweise bei der Literaturrechere, wird der Studienauswahlprozess nachfolgend zusammenfassend anhand eines Flowcharts dargestellt. Dabei sind ergänzend die Ausschlusskriterien angeführt.

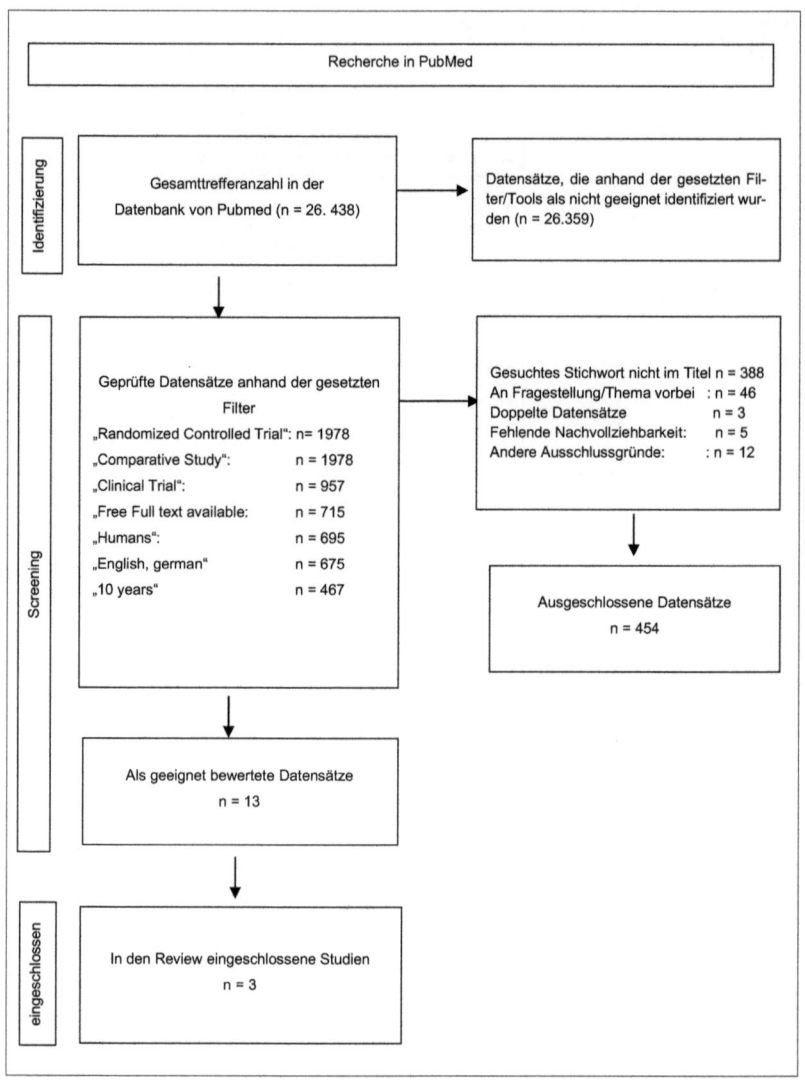

Abb. 1.: Flowchart zur Literaturrecherche (modifiziert nach PRISMA, 2020)

3 Darstellung der Ergebnisse

Tab. 5: Übersicht der Studie „Long-Term Effectiveness of Stress Management at Work: Effects of the Changes in Perceived Stress Reactivity on Mental Health and Sleep Problems Seven Years Later" (Herr, Barrech, Riedel, Gündel, Angerer & Li, 2018, S. 1 – 9)

Titel	Long-Term Effectiveness of Stress Management at Work: Effects of the Changes in Perceived Stress Reactivity on Mental Health and Sleep Problems Seven Years Later
Autor(en)	Herr, Barrech, Riedel, Gündel, Angerer & Li
Erscheinungsjahr	2018
Fragestellung	Hat die Teilnahme an einer Stressbewältigungsmaßnahme bzw. Stressintervention neben den bereits nachgewiesenen kurzzeitigen Effekten auch langfristige Wirksamkeit auf die Stressreaktivität?
Zielsetzung	Ziel dieser Studie war es, die Wirksamkeit einer Stressbewältigungsmaßnahme bzw. Stressbewältigungsintervention zur Verbesserung der Stressreaktivität auf die psychische Gesundheit und Schlafprobleme nach einem Zeitraum von sieben Jahren zu ermitteln
Stichprobe	n = 101 (am Ende des zugrunde liegenden Beurteilungszeitraums von sieben Jahren und mit gültigen Daten zu Ergebnis, Exposition und Kovariaten aus den Jahren 2006, 2008 und 2015) männliche Industriearbeiter in der Produktion mit Führungsverantwortung Ø-Alter: 41,6
Untersuchungsdesign	**Dauer:** sieben Jahre **Studiendesign:** randomisiert kontrollierte Studie Längsschnittstudie mit eine Wartekontrollgruppendesign **Untersuchungszeitpunkte:** 2006 bevor der Intervention 2008 nach der Intervention in beiden Gruppen und 2015 **Intervention:** Die Intervention bestand aus einem zweitägigen Basisseminar mit acht Unterrichtseinheiten und zwei halbtägigen Auffrischungssitzungen innerhalb der folgenden drei bis sechs Monate. Ziel der Intervention war es, das Bewusstsein für die typischen Stressoren am Arbeitsplatz zu schärfen und die Wahrnehmung von und den Einblick in Stresssituationen am Arbeitsplatz zu verbessern. Darüber hinaus wurden Instrumente zum besseren Umgang mit typischen Stresssituationen wie Arbeitsüberlastung, sozialen Konflikten, Problemen bei der sozialen Bewertung und Misserfolg am Arbeitsplatz vermittelt. Weiterhin wurden die Teilnehmer ermutigt, individuelle Ressourcen (z. B. soziale Netzwerke und soziale Unterstützung) zu erkennen und zu stärken sowie Sport zu treiben, um sich von der Arbeit zu erholen **Datenerhebung** Die für diese Studie verwendeten Daten wurden anhand von Fragebögen erhoben, die den Teilnehmern im Jahr 2006, 2008 und 2015 vorgelegt wurden (N = 101). **Messinstrumente:** • 29-teiligen Stressreaktivitätsskala (SRS) zur Messung der Stressreaktivität in den Bereichen Arbeitsüberlastung (5 Items), soziale Konflikte (6 Items), sozialer Stress (5 Items) und Misserfolg am Arbeitsplatz (5 Items) erfasste • Schlafprobleme wurden in Anlehnung an Teile der Kriterien des Diagnostic and Statistical Manual of Mental Disorders (DSM-IV) für primäre Schlaflosigkeitsbeschwerden (d. h. Schwierigkeiten, den Schlaf einzuleiten oder aufrechtzuerhalten, oder nicht-erholsamer Schlaf durch zwei Items erfasst, die Beschwerden über Schwierigkeiten beim Einschlafen und Schwierigkeiten, die Nacht durchzuschlafen beinhalten **Berücksichtigte Kovarianten:** • soziodemografische und sozioökonomische Faktoren • Teilnahme und Jahr der Stressmanagement-Intervention • Arbeitsmerkmale, Lebensstilfaktoren und physische und psychische Bedingungen
Hauptergebnisse	Die Korrelationen zwischen den Dimensionen der Stressreaktivität waren mäßig bis hoch. Hinsichtlich der psychischen Gesundheit und der Schlafprobleme zeigte sich insbesondere bei der Veränderung der verlängerten Reaktivität ein bemerkenswerter signifikanter Zusammenhang: Lineare Regressionen ergaben, dass eine Verringerung der Stressreaktivität auf soziale Konflikte und anhaltenden Stressreaktivität eine positive Auswirkung auf die Depressionsbewertung (d. h. niedrigere Depressionsbewertung) sieben Jahre später hatte: $B_{social\ conflicts}$ = 0.41; p = 0.048; R^2 = 19%; $B_{prolonged\ reactivity}$ = 0.80; p = 0.003; R^2 = 24%; Die Auswirkungen der Stressreaktivität auf soziale Konflikte und Misserfolg am Arbeitsplatz waren signifikant $B_{social\ conflicts}$ = 0.33; p = 0.080; R^2 = 23%; $B_{failure\ at\ work}$ = 0.46; p = 0.070; R^2 = 21% Die Verbesserung der Gesamtbewertung der Stressreaktivität sowie der Unterdimensionen Arbeitsüberlastung, soziale Konflikte und verlängerte Reaktivität wirkte sich sieben Jahre später positiv auf die Schlafqualität aus. $B_{overall\ score}$ = 0.07; p = 0.017; R^2 = 17%; $B_{social\ conflicts}$ = 0.29; p = 0.005; R^2 = 18%; $B_{prolonged\ reactivity}$ = 0.35; p = 0.010; R^2 = 17% Im vollständigen angepassten Modell war der Effekt der Arbeitsüberlastung geringfügig signifikant $B_{work\ overload}$ = 0.23; p = 0.059; R^2 = 19%

Tab. 6: Übersicht der Studie „Effects of a work-related stress model based mental health promotion program on job stress, stress reactions and coping profiles of women workers: a control groups study" (Ornek & Esin, 2020, S. 1 – 12)

Titel	Effects of a work-related stress model based mental health promotion program on job stress, stress reactions and coping profiles of women workers: a control groups study
Autor(en)	Ornek & Esin
Erscheinungsjahr	2020
Fragestellung	Haben Arbeitnehmerinnen die an dem Programm teilnehmen im Vergleich zu denjenigen, die nicht an der WorkProMentH-Intervention teilnehnehmen, weniger Arbeitsstress, weniger schwere körperliche und psychische Stressreaktionen, niedrigere S-Cortisol-Werte, weniger Fehlzeiten, höhere S-IgA-Werte, mehr soziale Unterstützung, eine bessere Arbeitsleistung und verbesserte Bewältigungsprofile?
Zielsetzung	Ziel dieser Studie war es, die Auswirkungen des neu entwickelten, auf dem arbeitsbezogenen Stressmodell basierenden Programms zur Förderung der psychischen Gesundheit am Arbeitsplatz (Work-ProMentH) auf den arbeitsbedingten Stress von Arbeitnehmerinnen zu untersuchen, sowie die körperlichen und psychischen Reaktionen auf Stress, soziale Unterstützung, Bewältigungsprofile, Fehlzeiten am Arbeitsplatz und die Arbeitsleistung. Außerdem wurden die Speichel-Immunglobulin-A- (S-IgA) und Cortisol-Werte (S-Cortisol) der Frauen gemessen.
Stichprobe	n = 70 Arbeitnehmerinnen (35 in jeder Gruppe) n = 35 Kontrollgruppe: Alter 19 – 54 n = 35 Interventionsgruppe Alter 20 – 52 • Insgesamt Kein Unterschied bei den wichtigsten soziodemografischen Merkmalen
Untersuchungsdesign	**Dauer:** 12 Wochen **Studiendesign:** Zufällige Auswahl der Probandinnen aus zwei unterschiedlichen Textilfabriken und Zuweisung in zwei Gruppen nach dem Pre-Test Post-Test nicht-äquivalente Kontrollgruppen-Design (systematische Zuweisung) : Interventionsgruppe: Teilnahme an dem Interventionsprogramm Kontrollgruppe: Keine Teilnahme an dem Interventionsprogramm **Intervention** Einmalige Durchführung einer 45 minütigen Schulungsstunde zu dem 12-wöchig durchzuführenden Programm zu Beginn der Studie, welches Stressbewältigungstechniken, effektive Bewältigungsstrategien und Entspannungsübungen enthält. Ebenso waren Definitionen und Erklärungen zu Stress, zur Stressphysiologie, zu Stressreaktionen, zu stressbedingten Krankheiten, zu stressbedingten Faktoren. Weiterhin wurden Entspannungsübungen und Atemtechniken vermittelt. Weiterhin wurden die arbeitsbezogenen Stressfaktoren definiert und interaktiv mit den Teilnehmerinnen diskutiert. Nach der Schulung erhielten die Arbeitnehmer eine Broschüre, in der der Inhalt und der Ablauf des Programms erläutert wurden, sowie Video, in dem die Übungen beschrieben wurden. Es folgten 12 Wochen lang direkte Beobachtung, eine wöchentliche Checkliste mit Selbstauskünften und Aufzeichnungen über eine in der Fabrik installierte Kamera. In der Follow-up-Phase wurden Erinnerungsnachrichten, Videos und WhatsApp-Texte eingesetzt um die Teilnahme an dem Training zu verstärken **Messinstrumente:** • „Brief Job Stress Questionnaire"(Kurzfragebogen zu beruflichem Stress und den Risiken für die arbeitsbedingte Stresskomponente des Modells) • „Brief Coping Profile Scale" (Kurzskala zum Bewältigungsprofil & Messung von Stressreaktionen) • „World Health Organization health and work performance questionnaire" (zur Messung von Langzeitfolgen von Stress) • ELISA-Kits für Speichelproben (zur Messung von Stressreaktionen) • Eine Checkliste mit Selbstauskünften und formale digitale Arbeitszeitnachweise zur Messung der Arbeitsabwesenheit aller Probandinnen
Hauptergebnisse	Ergebnisse in der Interventionsgruppe, drei Monate nach der Intervention (Zeitpunkt des zuvor festgelegten Follow-ups): • signifikanter Rückgang des Arbeitsstresses (p ≤ 0,001), der körperlichen und psychischen Reaktionen (p ≤ .001) und der Fehlzeiten (p < 0,05) • Anstieg der Arbeitsleistung (p < .05) und der sozialen Unterstützung (p ≤ 0,001) • Das Programm zeigte positive Auswirkungen auf die Bewältigungsprofile (p <0,.05) • Statistisch signifikante Senkung der Speichelcortisol- und IgA-Werte (p < 0,05)

Tab. 7: Übersicht der Studie „Web-Based and Mobile Stress Management Intervention for

Employees: A Randomized Controlled Trial" (Heber, Lehr, Ebert, Berking & Riper, 2016)

Titel	Web-Based and Mobile Stress Management Intervention for Employees: A Randomized Controlled Trial
Autor(en)	Heber, Lehr, Ebert, Berking & Riper
Erscheinungsjahr	2016
Fragestellung	Haben die Teilnehmer an dem neu entwickelten webbasierten Stressmanagementtrainings (GET.ON Stress) für gestresste Mitarbeiter (Interventionsgruppe) im Vergleich zur Wartelisten-Kontrollgruppe eine stärkere Reduktion der Stresswahrnehmung sowohl vor als auch nach dem Test und hält dieser Effekt über sechs Monate an?
Zielsetzung	Ziel dieser Studie war es, die Wirksamkeit und Kosteneffizienz eines angeleiteten web- und mobilgestützten Stressmanagementtrainings für Arbeitnehmer zu untersuchen
Stichprobe	n = 264 (132 Interventionsgruppe und 132 Wartelisten-Kontrollgruppe) Ø-Alter: 43,3 73,1 % weiblich und 26,9 % männlich Gestresste Arbeitnehmer der allgemeinen Erwerbsbevölkerung ab 18 Jahren. Zu den Einschlusskriterien gehören die aktuelle Beschäftigung und ein deutliches Maß an wahrgenommenem Stress, das durch Werte von 22 und mehr auf der Perceived Stress Scale (PSS-10) angezeigt wird
Untersuchungsdesign	**Dauer:** sieben Wochen (zusätzlich Follow-up nach sechs bzw. zwölf Monaten) **Studiendesign:** Randomisiert kontrollierte Studie Teilnehmer werden nach dem Zufallsprinzip entweder der Interventions- oder der Kontrollgruppe zugeordnet. Interventionsgruppe: Erhält direkten Zugang zu dem webbasierten Stressmanagement-Training („GET.ON Stress") Wartelisten-Kontrollgruppe: Erhält erst nach sechs Monaten den Zugang **Auswahl der Teilnehmer:** Die Teilnehmer werden zwischen März und Oktober 2013 über Massenmedien (z. B. Zeitungsartikel, Fernsehen) aus der allgemeinen Erwerbsbevölkerung rekrutiert. Darüber hinaus wird eine große Krankenkasse (BARMER GEK) den Rekrutierungsprozess unterstützen. Auf einer frei zugänglichen Website (http://www.geton-training.de) können sich Interessierte mit einer E-Mail-Adresse für die Teilnahme anmelden. Anschließend wird ein Link zum Screening-Fragebogen verschickt **Untersuchungszeitpunkte für beide Gruppen:** ➔ Nach sieben Wochen und sechs Monate nach der Randomisierung ➔ Eine erweiterte Nachbeobachtung findet für die Interventionsgruppe 12 Monate nach der Randomisierung statt **Intervention** Die webbasierte GET.ON-Stressintervention basiert auf zwei Hauptkomponenten: Problemlösung und Emotionsregulation und besteht aus sieben Sitzungen (Dauer 45 – 60 Minuten) • Modulen für Psychoedukation (Sitzung 1) • Problemlösung (Sitzungen 2–3) • Emotionsregulation (Sitzungen 4–6) • Zukunftsplanung (Sitzung 7) bestehen Je nach Modul werden weitere Hausaufgaben vergeben. Mittels responsivem Webdesign können Teilnehmer das Programm im Internet, auf einem Tablet oder Mobiltelefon verfolgen. **(relevante) Messinstrumente:** • Ten-Item-Perceived Stress Scale (PSS-10) (zur Messung von wahrgenommenem Stress) • deutsche Version des Maslach Burnout Inventory (MBI-GS-D) zur Messung der emotionen Erschöpfung • deutscher Fragebogen zur Emotionsregulation (ERSQ-27 und ERSQ-ES) zur Beurteilung der Fähigkeiten zur Emotionsregulation • Utrecht Work Engagement Scale (UWES) zur Messung des Arbeitsengagements • Insomnia Severity Index (ISI) zur Messung des Schweregrads der Schlaflosigkeit • Kurzform SF-12 des Fragebogens zur Erfassung der gesundheitsbezogenen Lebensqualität
Hauptergebnisse	Ergebnisse im Vergleich der Interventionsgruppe zur Wartelisten-Kontrollgruppe nach einer erfolgten Intention-to-treat-Analyse der Kovarianz (ITT-ANCOVA) zeigen eine signifikante Reduktion des Stressempfindens bei den Probanden der Interventionsgruppe • Ergebnis nach sieben Wochen: $F_{1,261}$ = 58,08, P<0,001; Cohen's d = 0,83 • Ergebnis nach 6 Monaten : $F_{1,261}$ = 80,17, P<0,001; Cohen's d = 1,02 Darüber hinaus zeigen die innerhalb der Gruppe beobachteten Effektstärken, dass die Verbesserungen in der Interventionsgruppe vom Pretest bis zum 12-monatigen Nachuntersuchung signifikant waren und über einen längeren Zeitraum anhielten: • IG Effektstärken innerhalb der Gruppe d = 1,54 (95% CI 1,22-1,86) vom Pretest zum Post-Test, d = 1,92 (95% CI 1,55-2,29) vom Pretest zur 6-monatigen Nachuntersuchung und d = 1,83 (95% CI 1,45-2,21) vom Pretest zur 12-monatigen Nachuntersuchung • KG: Effektstärken innerhalb der Gruppe von d = 0,41 (95% CI 0,23-0,60) vom Pretest zum Post-Test und d = 0,60 (95% CI 0,39-0,81) vom Pretest zur 6-monatigen Nachuntersuchung beobachtet Dies lässt sich ebenfalls auf die sekundär untersuchen Parameter wie mentaler Gesundheit, arbeitsbezogener Gesundheit und Fähigkeiten/Kompetenzen übertragen

4 Fazit

4.1 Bewertung der Ergebnisse

Die vorliegenden Studien skizzieren einen Einblick in den wissenschaftlichen Stand der letzten zehn Jahre zur eingangs formulierten Forschungsfrage: „Inwiefern beeinflusst die Teilnahme an einem Stressmanagementprogramm das Stressempfinden am Arbeitsplatz, sowie die pyhsiologische und psychologische Gesundheit?"

Alle drei Studien behandeln das Thema Stressmanagement am Arbeitsplatz, wobei allerdings jeweils unterschiedliche Interventionen (Stressmanagementprogramme) und Zielgruppen untersucht werden. Hierdurch bleibt insbesondere im Hinblick auf die späteren Handlungsempfehlungen auf Basis der Literaturrechere anzumerken, dass die Ergebnisse möglicherweise nicht auf alle Arbeitsumgebungen und/oder Bevölkerungsgruppen generalisierbar sind. Dennoch ergibt sich allgemein die **notwendige Relevanz** hinsichtlich der zu untersuchenden Thematik.

Kritisch zu bewerten ist weiterhin die Heterogenität der verwendeten Studien in Bezug zu dem **Studiendesign**, der unterschiedlichen **Methodik**, sowie der nicht homogenen Zielgruppe (Geschlecht, Alter etc.) und der verwendeten **Messinstrumente**. Diesbezüglich variieren relevante Faktoren für die Ergebnisauswertung. Dabei sind insbesondere der unterschiedlich andauernde Untersuchungszeitraum, sowie die verschieden angewandte Interventionen im Rahmen der Studien zu beachten. So handelt es sich bei der ersten Studie von Herr et al. (2018) um eine vorangegangene randomisiert kontrollierte Längsschnittstudie mit einem Wartekontrollgruppen-Design, wobei nach dem erfolgten Follow-up nach sieben Jahren keine Kontrollgruppe mehr explizit betrachtet wurde, wodurch die Ergebnisauswertung im Hinblick auf die Aussagekräftigkeit der Wirksamkeit und Effektstärke keine konkreten Rückschlüsse zulässt. Bei der zweiten Studie von Ornek & Esin (2020) wurde eine Pre-Test Post-Test nicht-äquivalente Kontrollgruppen-Studie durchgeführt. Hierbei wurden zwar ebenfalls die Auswirkungen der angewandten Intervention untersucht, jedoch liegt durch die fehlende Randomisierung eine höhere Anfälligkeit für Störvariablen vor, wodurch die interne Validität beeinträchtigt sein könnte, was mithin zu verzerrten Ergebnissen führen könnte. Bei der dritten und somit letzten Studie handelt es sich hingegen um eine randomisiert kontrollierte Studie und damit um den Goldstandard zur Bewertung von Interventionen. Alle verwendeten Publikationen in der vorliegenden Arbeit weisen eine vergleichsweise geringe Teilnehmerzahl auf. Es bedarf demzufolge größer angelegte und aktuelle Studien, damit die Aussagekraft repräsentativer wird. Weiterführend ist anzumerken, dass bei der Durchführung solcher Studien Faktoren wie beispielsweise Fluktuationen, die unterschiedliche Wahrnehmung und Reaktion auf Stressbelastungen oder auch die private Situation einer Person große Herausforderungen für das Studiendesign darstellen.

Durch die differenziert betrachteten Untersuchungszeiträume der Studien konnten dennoch kurz-, mittel-, und langfristige Auswirkungen aufgezeigt werden, was insbesondere im Hinblick auf die eingangs dargelegte Prävalenz der aktuellen Stressbelastung von Arbeitnehmern in Deutschland von großer Bedeutung ist. In diesem Zusammenhang liefern die Studien konsistente Evidenz für die **Wirksamkeit** der Teilnahme an Stressmanagementprogrammen im arbeitsbezogenen Kontext, wobei eine signifikante Reduktion des Stressempfindens und vereinzelt unterschiedliche weitere pyhsiologische Parameter positiv beeinflusst werden.

Die **Effektgrößen** sind insgesamt moderat bis groß, was auf eine klinisch relevante Verbesserung, insbesondere bezogen auf die Stressreduktion hinweist. Somit legen die Ergebnisse dieser Studien nahe, dass (unterschiedliche) Formen von arbeitsbezogenen Stressmanagementprogrammen wie z.B. das „Work-ProMentH-Programm" und das online basierte Programm „GET.On Stress" dazu beitragen können, den Arbeitsstress signifikant zu reduzieren. Bezugnehmend zur aktuellen Forschungslage im Bereich Stress in der Arbeitswelt unterstreichen damit die Ergebnisse, dass durch betriebliche Interventionsmaßnahmen positive Effekte auf das psychische Wohlbefinden der Beschäftigten wirken (Pieter & Wolf, 2013, S.3). Wie bereits in Kapitel 1 dargelegt zeigt die immer größer werdende Bedeutung psychischer Belastungen und den damit einhergehenden Erkrankungen wie unerlässlich solche Interventionsmaßnahmen im Rahmen eines betrieblichen Gesundheitsmanagements und/oder der betrieblichen Gesundheitsförderung geworden sind.

Insgesamt lässt sich festhalten, dass die Forschungsfrage somit hinreichend beantwortet werden konnte. Jedoch wird nicht deutlich, welche Interventionen besonders effektiv und somit empfehlenswert sind.

4.2 Bewertung der methodischen Vorgehensweise

Kritisch anzumerken ist im Hinblick zur methodischen Vorgehensweise, dass lediglich PubMed als alleinige Datenbank zur Recherche genutzt wurde. Somit kann im Allgemeinen kein Anspruch auf Vollständigkeit erhoben werden. Die Schlagwörter, welche zuvor als am relevantestens festgelegt wurden, wie bereits unter Kapitel 2 beschrieben, wurden unter Anwendung verschiedener Booleschen-Operatoren in die Datenbank eingegeben. Unter Anwendung weiterer Werkzeuge/Filter konnte so systematisch das Suchergebnis auf die für die zu untersuchende Thematik relevanten Ergebnisse begrenzt werden, wodurch eine weitere zielgerichtete Sichtung der Ergebnisse ermöglicht wurde. Um eventuell eine größere Studienlage zur gleichen Intervention (Stressmanagementprogramm) finden zu können, hätten allerdings bei der Recherche weitere präzise Suchbegriffe wie z.b. „mental health", „stress reduction intervention", workplace stressmanagement" oder „health promotion" im Rahmen einer zweiten Abfrage in PubMed genutzt werden können.

An dieser Stelle bleibt in diesem Zusammenhang letztlich kritisch zu bewerten, dass die Forschungsfrage präziser hätte formuliert werden können. Vergleichsweise könnte die Wirkungsweise einer Teilnahme an einem bestimmten Stressmanagementprogramm (z.b. multimodales Stressmanagementprogramm) zugrunde gelegt werden. So könnte durch eine konkretisiertere Bezeichnung der verwendeten Schlagwörter in Bezug auf eine explizite Form der Stressintervention die Ergebnisse spezifiziert werden, wodurch die Darstellung im Ergebnisteil präziser, konkreter und repräsentativer wird.

4.3 Zukunftsweisende Empfehlungen

Basierend auf den Erkenntnissen der Literaturrecherche lassen sich im Hinblick zur aktuellen Forschungslage einige zukunftsweisende Empfehlungen ableiten. Demnach ist primär die **Teilnahme an einem Stressmanagement Programm** zu empfehlen, um das erlebte Stressempfinden und weitere Parameter positiv zu beeinflussen. Damit einhergehend leitet sich dadurch die Empfehlung ab, eine solche **Maßnahme** direkt im Rahmen eines betrieblichen Gesundheitsmanagements und/oder der betrieblichen Gesundheitsförderung **direkt am Arbeitsplatz zu implementieren.** Hierdurch könnte insbesondere das bereits in Kapitel 1 dargelegte, und in den letzten Jahren immer weiter steigende, hohe arbeitsbedingte Stressempfinden positiv beeinflusst werden, wodurch allgemein die bereits aufgezeigten Auswirkungen von Stress, sowohl psychisch als auch physiologisch ebenfalls positiv beeinflusst werden könnten.

Auch wenn die durchgeführte Literaturrechere unter anderem aufgrund der geringen Anzahl an dargelegten Studien bezüglich der zugrunde gelegten Forschungsfrage keinen Anspruch auf Vollständigkeit erhebt, zeichnet sich dennoch die Wirksamkeit solcher

Interventionen ab. Es kann daher angenommen werden, dass dadurch insgesamt ebenfalls ein positver Einfluss auf die Arbeitsunfähigkeitstage und den damit verbundenen Faktoren wie den dargelegten Auswirkungen auf das Gesundheitssystem, sowie den volkswirtschaftlichen Folgen resultieren könnte.

5   Literaturverzeichnis

Bamberg, E., Ducki, A., & Metz, A.-M. (Hrsg.). (2011). *Gesundheitsförderung und Gesundheitsmanagement in der Arbeitswelt. Ein Handbuch* (Innovatives Management, 1. Aufl.). : Hogrefe Verlag.

Bombana, M. Heinzel-Gutenbrunner, M. Müller, G. (2022). Psychische Belastungen und ihre Folgen für die Krankheitskosten – eine Längsschnittstudie in Deutschland [Psychological Stress and its Consequences for the Cost of Illness: a Longitudinal Study in Germany]. *Gesundheitswesen*. 2022, 84 (10), 911 – 918.

Bundesanstalt für Arbeitsschutz und Arbeitemedizin (BAuA). (Hrsg.). (2020). *Stressreport Deutschland 2019: Psychische Anforderungen, Ressourcen und Befinden.* (1.Aufl.). Dortmund: Bundesanstalt für Arbeitsschutz und Arbeitsmedizin.

Bundeanstalt für Arbeitsschutz und Arbeitemedizin (BAuA). (Hrsg.). (2024). *Volkswirtschaftliche Produktionsausfallkosten aufgrund von Arbeitsunfähigkeit in Deutschland nach Diagnosegruppe im Jahr 2022 (in Milliaren Euro)* [Graph]. In Statista. Zugriff an 24 März. Verfügbar unter

Bundesministerium für Arbeit und Soziales (BMAS), Bundesanstalt für Arbeitsschutz und Arbeitsmedizin (BAuA) (Hrsg) (2016) Sicherheit und Gesundheit bei der Arbeit 2014. Bundesanstalt für Arbeitsschutz und Arbeitsmedizin (BAuA), Dortmund

Hapke, U., Maske, U.E., Scheidt-Nave, C., Bode, L., Schlack R. & Busch, M.A. (2013). Chronischer Stress bei Erwachsenen in Deutschland – Ergebnisse der Studie zur Gesundheit Erwachsener in Deutschland (DEGS1). *Bundesgesundheitsblatt*. 2013, 56 (5), 749 – 754.

Heber, E., Lehr, D., Ebert, D.D., Berking, M., & Riper, H. (2016). *Web-Based and Mobile Stress Management Intervention for Employees: A Randomized Controlled Trial*. Zugriff am 30.03.2024. Verfügbar unter https://www.jmir.org/2016/1/e21/PDF

Herr, R. M., Barrech, A., Riedel, N., Gündel, H., Angerer, P., Li, J. (2018). *Long-Term Effectiveness of Stress Management at Work: Effects of the Changes in Perceived Stress Reactivity on Mental Health and Sleep Problems Seven Years Later.* Zugriff am 30.03.2024. Verfügbar unter https://www.ncbi.nlm.nih.gov/pmc/articles/PMC5858324/pdf/ijerph-15-00255.pdf

Kaluza, G. (2014). *Gelassen und sicher im Stress. Das Stresskompetenz-Buch: Erkennen, verstehen, bewältigen.* (5. Aufl.). Heidelberg: Springer.

Rau, R., Gebele, N., Morling, K., & Rösler, U. (2010). *Untersuchung arbeitsbedingter Ursachen für das Auftreten von depressiven Störungen.* Dortmund: Bundesanstalt für Arbeitsschutz und Arbeitsmedizin

Ornek O.K. & Esin M.N (2020). *Effects of a work-related stress model based mental health promotion program on job stress, stress reactions and coping profiles of women workers: a control groups study.* Zugriff am 30.03.2024. Verfügbar unter https://www.ncbi.nlm.nih.gov/pmc/articles/PMC7641806/pdf/12889_2020_Article_9769.pdf

Pieter, A. & Wolf, G. (2013). *Effekte betrieblicher Interventionen zur Stressreduktion auf das Wohlbefinden. Ein metaanalystischer Review.* Arbeitswelt, 1 – 7.

PRISMA 2020 statement: an updated guideline for reporting systematic reviews.International Journal of Surgery 2021;88:105906. doi: 10.1016/j.ijsu.2021.105906

Techniker Krankenkasse. (2021a). *Größte Stressfaktoren in Deutschland nach Geschlecht im Jahr 2021* [Graph]. In Statista. Zugriff am 24. März 2024. Verfügbar unter https://cbrqmq2z--5mtdyaqyfz5fcc.bibliothek.dhfpg.de/statistik/daten/studie/282578/umfrage/umfrage-zu-den-groessten-stressfaktoren-im-alltag-nach-geschlecht/

Techniker Krankenkasse. (2021b). *Entspann dich, Deutschland – TK Stressstudie 2021. Hamburg.* Zugriff am 24.03.2024. Verfügbar unter https://www.tk.de/resource/blob/2116464/d16a9c0de0dc83509e9cf12a503609c0/2021-stressstudie-data.pdf

6   Abbildungs- und Tabellenverzeichnis

6.1 Abbildungsverzeichnis

6.2 Tabellenverzeichnis

BEI GRIN MACHT SICH IHR WISSEN BEZAHLT

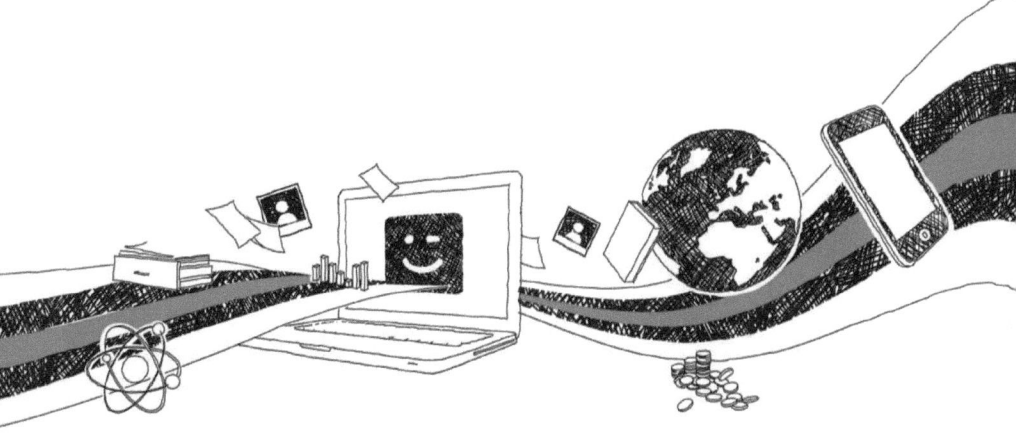

- Wir veröffentlichen Ihre Hausarbeit,
  Bachelor- und Masterarbeit

- Ihr eigenes eBook und Buch -
  weltweit in allen wichtigen Shops

- Verdienen Sie an jedem Verkauf

Jetzt bei www.GRIN.com hochladen und kostenlos publizieren

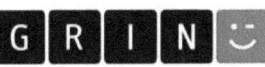